昆明81种成药配方目录

国家级非物质文化遗产『昆中药传统中药制剂』丛书

昆明市工商业联合会药商业同业公会 编

昆明中药厂有限公司 校注

云南出版集团
云南科技出版社
·昆明·

图书在版编目（CIP）数据

昆明81种成药配方目录/昆明市工商业联合会药商业同业公会编；昆明中药厂有限公司校注．--昆明：云南科技出版社，2022
ISBN 978-7-5587-4727-4

Ⅰ．①昆… Ⅱ．①昆… ②昆… Ⅲ．①中成药—配方—昆明—目录 Ⅳ．① R286-61

中国版本图书馆 CIP 数据核字 (2022) 第 212801 号

昆明 81 种成药配方目录
KUNMING 81 ZHONG CHENGYAO PEIFANG MULU

昆明市工商业联合会药商业同业公会　编
昆明中药厂有限公司　校注

出 版 人：温　翔
责任编辑：邓玉婷　张彦艳　王永洁　张　磊
封面设计：刘光火
责任校对：秦永红
责任印制：蒋丽芬

书　　号：ISBN 978-7-5587-4727-4
印　　刷：昆明美林彩印包装有限公司
开　　本：787mm×1092mm　1/16
印　　张：5
字　　数：98 千字
版　　次：2022 年 11 月第 1 版
印　　次：2022 年 11 月第 1 次印刷
定　　价：60.00 元

出版发行：云南出版集团　云南科技出版社
地　　址：昆明市环城西路 609 号
电　　话：0871-64170939

版权所有　侵权必究

国家级非物质文化遗产"中医传统制剂方法（昆中药传统中药制剂）"保护资金补助项目

保护单位：昆明中药厂有限公司

国家级非物质文化遗产"中医传统制剂方法（昆中药传统中药制剂）"保护领导小组及编委会

组　　长：杨承权

副组长：孙　成

成　　员：金　凌　汪绍全　李　苑　杨美燕　刘　艳　刘　键
　　　　　　周凤龙　任　涛　闫立荣　杨映菊　张　倩　赵祖东

实施小组主编：杨祝庆

技艺代表性传承人：张元昆　赵桂英　刘　珍　李　恒
　　　　　　　　　　春永仙　姜秀英　阮　云　钱　进

产品整理：金　凌　谢民秀　刘　艳　孙　蓉　李淑红　张兴元
　　　　　　白丽红　吴冬衡　吴　叶　陈宗凤　王云鹏　杨祝庆
　　　　　　钱　进

档案征集：陈宗凤　王云鹏　陈晓英　赵小康

协助出版：银　杰

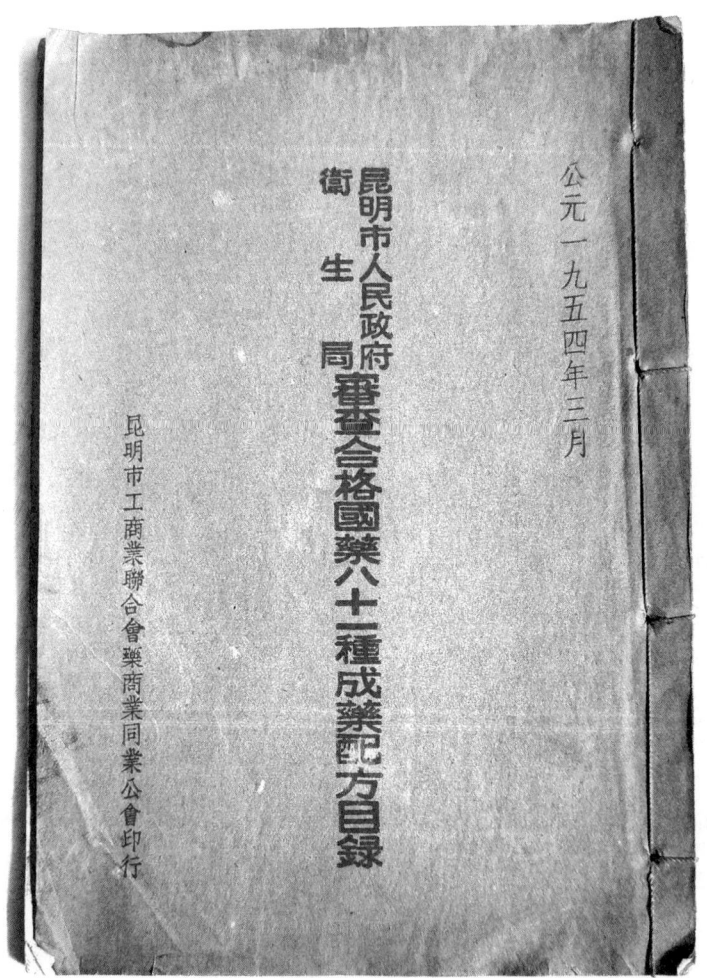

《昆明81种成药配方目录》原书封面

《昆明81种成药配方目录》，全称《昆明市人民政府卫生局审查合格国药八十一种成药配方目录》，简称《昆81方》，昆明市工商业联合会药商业同业公会印行，1954年3月审定。右侧线装。高20.5cm、宽14.8cm，竖排。

昆明市药商业国药组,即昆明市工商业联合会药商业同业公会国药组,是当时负责中药业的行业组织。"成药统一药方",指明了《昆明81种成药配方目录》的性质为"统一的成方",即各药铺统一的标准。

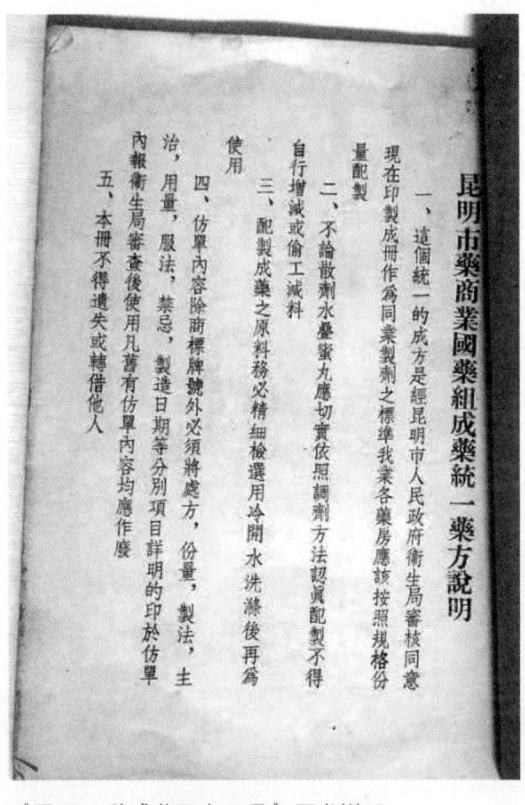

《昆明81种成药配方目录》原书说明

铅字印刷,竖排,每页15行,每行27字,药名占两行。共60页,约2.5万字。文前说明1篇。无板框,无目录和跋。

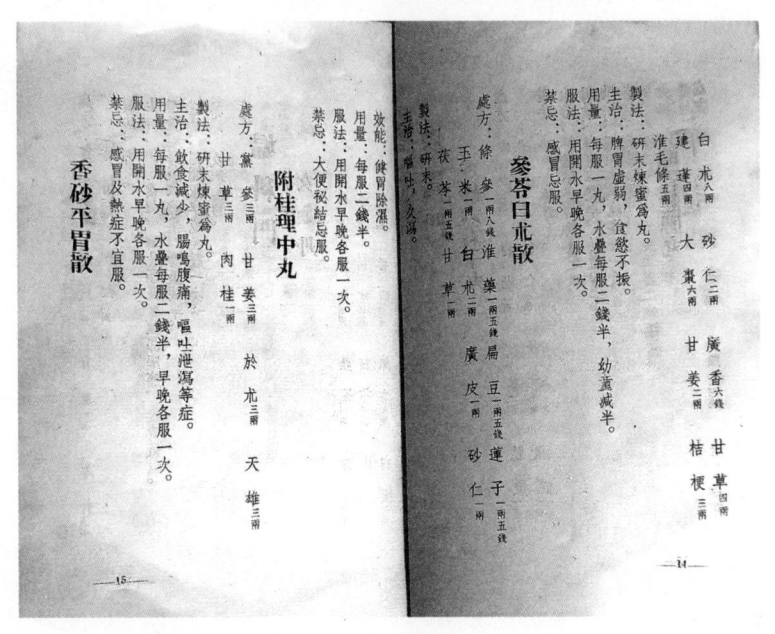

《昆明81种成药配方目录》原书正文

序 一

中医药文化是中华优秀传统文化宝库中一颗璀璨夺目的明珠。传统中医药是我国丰富多彩的非物质文化遗产的重要组成部分。

"中医传统制剂方法（昆中药传统中药制剂）"（简称"昆中药传统中药制剂"）于2014年入选国家级非物质文化遗产代表性项目名录，这是云南省第一个国家级中医药非物质文化遗产项目。昆明中药厂有限公司（简称昆中药公司）是该项目的申报单位和保护单位。

为了做好"昆中药传统中药制剂"的保护工作，昆中药公司认真履行保护单位的职责，严格实施《昆中药非物质文化遗产十年（2012—2022）保护规划》。经过多年努力工作，取得了显著成效，在2019年文化和旅游部组织的国家级非物质文化遗产保护执行情况验收中，"昆中药传统中药制剂"保护被评定为合格，并再次明确昆中药公司继续作为"昆中药传统中药制剂"的保护单位。

昆中药公司在保护工作得到肯定后不满足、不停步。为使"昆中药传统中药制剂"得到更好、更有效的保护、传承和发展，在文化和旅游部的帮助和支持下，于2020年又制订出新的保护计划，组织专业团队再深入挖掘、收集有关昆中药在各个历史时期的文献资料，进行整理与研究，编辑成书出版。经过一年多艰苦卓绝的工作和云南科技出版社的精心策划，现已编辑成《昆中药传统中药制剂治瘟运用》、《昆中药传统中药制剂使用手册》、《昆中药传统中药制剂档案图册》、《昆明81种成药配方目录》（校注本）和《昆明方目》（校注本）等书。这是昆中药公司履行其保护职责取得的又一项可喜可贺的丰硕成果。

这套国家级非物质文化遗产"昆中药传统中药制剂"丛书，翔实记录了"昆中药传统中药制剂"在昆明乃至云南的来源、创新及发展的640多年的历程，生动地记载了昆明乃至云南历代中医药人传承、研发疗效卓著中药制剂的智慧和医者仁心、仁术及高尚医德药德，记录了昆明传统中医药在历史上重大疫情中救治染疫病人、挽救和保障民众生命的动人事迹。

这套丛书的出版发行必将向广大读者传播许多宝贵的中医药知识，使大家有机会增加对"昆中药传统中药制剂"这项国家级非物质文化遗产的认识，提高大众对传统中医药文化自信，提升人民群众的中医药科技素养，为进一步保护和传承这项国家级非物质文化遗产奠定坚实的基础，为人民健康事业的发展发挥一定的积极作用。

昆中药公司众多非物质文化遗产保护工作人员和这套丛书主编杨祝庆等同志，为丛书编辑出版付出了无数艰辛的努力，作出了不小的贡献。他们对非物质文化遗产的敬畏心和为保护、传承、传播"昆中药传统中药制剂"这项国家级非物质文化遗产不计付出的奉献精神，值得我们每一位非物质文化遗产保护工作者学习和尊敬。

刘世荣

云南省非物质文化遗产保护专家委员会委员

2022年6月17日

序 二

2014年12月3日,中国政府网发布《国务院关于公布第四批国家级非物质文化遗产代表性项目名录的通知》,"中医传统制剂方法(昆中药传统中药制剂)"载入其中,标志着"中医传统制剂方法(昆中药传统中药制剂)"跻身国家名片。

昆中药是中国中医药五大老字号之一,是中国"南药"的杰出代表。在昆中药公司的学习调研中,我看到了"国家级非物质文化遗产代表性项目'中医传统制剂方法(昆中药传统中药制剂)'""中华老字号""国家知识产权优势企业""全国中成药工业国有重点企业五十强"等牌匾,获得这些"国字号"荣誉实属不易,弥足珍贵。这些开拓创新获得的硕果,许多人为之付出了艰辛的奋斗。这不仅是昆中药公司的荣誉,而且是高新区全区、昆明全市乃至云南全省令人振奋的好事,可喜可贺。

2020年1月3日,昆中药公司新厂在昆明国家高新区国家生物产业基地建成投产,由1959年起的"南坝时代"进入智能制造的"马金铺时代",产能比原南坝厂区提高60%,生产效率提高40%,颗粒剂年产量超4亿袋。昆中药公司显示出强劲的增长力和辐射力,树起了现代高新技术企业的新形象。

我非常高兴成为国家级非物质文化遗产"昆中药传统中药制剂"保护丛书最早的读者之一,迫不及待地把这套丛书推荐给大家。我于1992年起在高新区工作至今,长期研究致力推进生物医药产业发展,曾撰写《建设"昆明药谷"打造"云药航母"》,以创新的理论指导、创新的实践参与和见证了云药的成长。2002年,云南省政府为加快云药发展,决定在全省制药企业中选择10户作为重点扶持对象，其中有8户入驻昆明国家高新区（还有1户虽未入驻，但被高新区企业控股），昆明国家高新区成了云南最大的生物医药产业集聚区。这不仅标志着高新区生物医药特色产业已经形成，而且为2007年国家认定昆明国家生物产业基地奠定了坚实的基础，生物医药产业集聚区现已成为全国前50强生物医药产业园区。国家科技部生物技术发展中心公布2021年国家生物医药产业园区综合竞争力排行榜，在全国211个生物医药产业园区中昆明高新区排第38名，为云南唯一上榜园区。实践证明，云南发展生物医药产业的战略是正确的。未来，云药产业仍然是朝阳产业。我们要抢抓战略发展机遇，打造云南现代中药科技产业城，乘"国字号"推进中医药产业化、现代化，使之成为全国有重要影响力的生物医药产业集聚区，辐射南亚东南亚的区域性生物医药创新基地和制造基地，把云药产业真正发展成为云南的支柱产业。

这套国家级非物质文化遗产"昆中药传统中药制剂"保护丛书的编者是下了真功夫的，真实记录了历代昆明医药工作者的技术技艺和文化知识，留存了宝贵的文明实践，为云南中医药产业的现代化，为健康中国建设创造了条件。这套丛书功在当代，利在千秋。联合国保护非物质文化遗产的初心中国保护非物质文化遗产的使命，都必须落在相应的项目、单位和具体的人身上。昆中药公司的员工不忘初心、牢记使命，开创了一片新天地。再次为昆中药公司的业绩点赞！为昆中药公司为我们创造了这么多好经验点赞！衷心祝愿昆中药公司高质量跨越式发展，继续抢占中医药产业化、现代化的前沿阵地，支撑云南打造"健康生活目的地"，走向世界，造福人类。

姚德宙

昆明国家高新区原党工委委员、机关党委书记、经济发展局局长

2022年11月16日

前　言

昆中药公司是"中华老字号"企业，中国非物质文化遗产保护单位。"中医传统制剂方法（昆中药传统中药制剂）"于2014年11月入选国家级非物质文化遗产代表性项目名录，是云南省第一个入选国家级非物质文化遗产名录的中药文化项目。

一、项目概况

"昆中药传统中药制剂"源于1381年，传承640多年，由昆中药公司传承发展的流传于云南省昆明地区的传统中药文化。它包括"厚德""精工""毋减"的药德药道、独树一帜的产品体系、口口相传的造药技艺、"舒清养"治未病的中药养生理念、严谨苛刻的"师带徒"制度、82家老字号药铺和艰苦奋斗的发展历程等7项文化内涵，是云南中医药、民族医药的典型代表，是我国传统医药的重要组成部分。

"昆中药传统中药制剂"植根于兰茂《滇南本草》等传统医药典籍和云南丰富的中药材土壤，在继承传统的基础上，博采彝族、苗族、壮族等民族医药众家之长，坚守"大药厚德""选材精当""精工修合丸散膏丹，遵法炮制生熟饮片"的制药信念，传承弘扬"毋减毋糙修精品，勤心勤力志康宁"的厂训和企业精神，创造了"舒肝散""舒肝颗粒""参苓健脾胃颗粒""小儿救急丹""阮氏上清丸""翟玉六止咳丸""郑氏女金丹""桑菊银翘散""清肺化痰丸"等一大批昆中药传统中药，其配方独特、疗效显著，深受广大用户喜爱。许多中成药已载入国家药品标准，在促进人类身体健康等方面发挥着积极作用。

"昆中药传统中药制剂"的影响遍及缅甸、越南、泰国等东南亚国家。中医药文化底蕴深厚，用传统工艺及技能生产的中成药具有云南地方特色和疗效优势。

自入选国家级非物质文化遗产代表性项目名录以来，"昆中药传统中药制剂"的保护单位昆中药严格履行承诺，实施《昆中药非物质文化遗产十年（2012—2022）保护规划》，取得了显著的成效：健全了"师带徒"制度，生产传承能力得到加强，非遗代表性传承人的引领作用凸显；抢救性记录了老药工技艺，搜集整理了一批珍贵的非遗档案文献，"中华老字号"文化和品牌得到整理和利用，提高了药品的文化内涵和美誉度；锻炼和培养了一批非遗保护队伍，开发了一批非遗作品，积极传播非遗技艺，扩大了非遗产品的受众人群。2018年1月30—31日，非遗电视纪录片《如意花开云之南》（15分钟）在中央电视台老故事频道《匠心》栏目播出，传播了药工精益求精的工匠精神。非遗传承人纪录片《丸心：一脉相传六百年》（10分钟），讲述了国家级非遗传承人张元昆对药艺的坚守与创新，弘扬了"大药厚德，恫瘝在抱"的企业使命。

2019年11月，位于马金铺新厂区的昆中药博物馆（含非遗体验馆）试开馆，开始接待参观者。全馆由展馆（240平方米）和非遗体验区（280平方米）两区组成。昆中药博物馆成为展示"中华老字号"和中国非物质文化遗产的重要场所。

2019年12月，全面介绍"昆中药传统中药制剂"的图书《老号话非遗：国家非遗昆中药传统中药制剂的传承》由云南人民出版社出版发行，非遗品牌为更多人所熟知。

经过数年的实施，原规划的任务已经基本完成，有的甚至超出预期。在2019年国家级非遗保护执行情况检查验收中，"昆中药传统中药制剂"保护被评定为合格，昆中药公司继续作为该项目的保护单位。

昆中药2016年被云南省文化厅公布为云南省非遗传承保护基地，2017年获云南省中医药学会"大众传播团体杰出贡献奖"，2018年入选云南省中医药文化宣传教育基地。昆中药公司"挖掘非遗档案，传播中药文化"

案例，被国家档案局评为2019年全国企业档案信息资源开发利用一等奖，受到表彰；2020年公布为云南省社会科学普及示范基地。

非遗保护是一项新的事业。长期以来，中医药非遗保护尊崇技术、工艺和做工匠人的社会氛围还有待提高；缺乏适合中医药自身传承与发展规律和特点的体制机制；经典名方和习用技艺的保障措施单一；适合机械化生产的制药工艺更新滞后；传统中医药文化式微，挖掘、整理、研究、展示和传播中医药文化的制度保障有待健全；中医药非遗保护基础薄弱。因此，非遗保护工作面临极大困难。

与单一制剂的项目相比，"昆中药传统中药制剂"是一个综合性项目，涉及非遗产品99个。其中，云南省防疫专家组推荐的新冠肺炎防控用药19个、国家基本药物13个。因此，涵盖的学科多，调查与研究的周期长，整理与创作科学、易懂的中医药非遗读物不易，且"昆中药传统中药制剂"产品绝大部分为非处方药，普及其科学知识的任务重。历史上的制剂标准文献、档案照片等史料未能有效整理利用，有待发挥应有的文化价值。2013—2015年，昆中药组织专业人员搜集、整理过"昆中药传统中药制剂"止咳丸等83个产品资料，开展合理用药研究，为产品推广发挥了一定的作用，但还应加以深入整理和研究。广大患者和人民群众的中医药需求不断增长，亟待加大中医药非遗自我药疗知识等公共文化产品的创作和传播力度。

二、非遗技艺整理

为认真落实习近平总书记关于中医药及非物质文化遗产工作的重要论述，加大传统医药保护传承发展力度，云南省文化和旅游厅于2020年8月26日印发《关于组织开展2021年度国家非物质文化遗产保护资金申报工作的预通知》，把传统医药类非遗项目列为年度重点项目，给予保护补助经费的支持。其重点支持传统医药类非遗项目的保护传承发展；支持范围包括开展传承活动、理论及技艺研究、人才培养、展示推广等；补助经费由项目保护单位直接登录平台申报。

昆中药公司以国家非遗重点项目"中医传统制剂方法（昆中药传统中药制剂）"理论与技艺抢救性记录史料的整理、研究和出版为目标，提交了《重点项目保护补助经费申报书》，按时申报。经过云南省文化和旅游厅审批，于2021年1月获得文化和旅游部核准，国务院批准，提前下达补助资金给予资助。省市财政、文化和旅游主管部门及时下达了专项资金。

接到补助资金通知后，为落实《重点项目保护补助经费申报书》计划，昆中药公司成立了非遗保护领导小组，负责协调实施中的有关事宜。保护领导小组设由中药学等专业技术人员组成的产品专家团，分工承担品种的资料挖掘、整理与研究，撰写初稿。

经过两年紧张的整理，如期完成计划，本项目形成了《昆中药传统中药制剂治瘟运用》等5本图书。

《昆中药传统中药制剂治瘟运用》：记述"昆中药传统中药制剂"防疫史、防疫药品、防疫贡献等内容。防疫史，以昆明为主扩大到云南中医药防疫史，分别记述明清时期、近代和中华人民共和国成立以来共3个时期的疫情防控措施和经验。防疫药品，分细菌性传染病和病毒性传染病药品，共有26个品种。用现代临床研究文献资料，记述其临床应用和药理毒理的作用。古今结合，为当前的新冠肺炎防治或未来的传染病防治提供借鉴。

《昆中药传统中药制剂使用手册》：在前期合理用药研究的基础上，整理出以99个传统中成药为重点，包括参苓健脾胃颗粒等现代剂型在内的140多个产品（含不同规格）的基础数据。根据《方剂学》，分为内科类、妇科类、儿科类、鼻科类、咽喉口腔科类、骨伤科类和皮肤科类共7科。其中，根据功能的不同，内科类又分为解表剂、和解剂、清热剂、表里双解剂、祛风剂、祛湿剂、蠲痹通络剂、祛痰剂、止咳平喘剂、消导剂、温里剂、理气剂、理血剂、补益剂、开窍剂、安神剂和驱虫剂共17类。每个制剂除转录药品说明书的内容外，考证、整理了处方的来源与出处，简述了药品质量标准与生产的沿革，以及品种保护和品牌事迹，以便于读者了解中医药在产业化、现代化中日新月异的进步。

《昆中药传统中药制剂档案图册》：从企业档案中，精选反映"昆中药传统中药制剂"的历史图片200多幅，以图为主、文字为辅，通俗易懂地介绍历史悠久、底蕴深厚的"昆中药传统中药制剂"。该书分制剂文化、精品文化、师徒文化、精神文化、老字号文化、勤勉文化和养生文化共7章。档案是历史的记录，是文化的见证物，透过这些档案，记录"昆中药传统中药制剂"7种文化样式，呈现其从家庭手工作坊到半机械化、机械化，再到现代智能制造所取得的跨越式变化和丰硕成果，展现昆中药传统中药制剂在创造性转化、创新性发展中丰富多彩的文化样式和文化特色。

《昆明81种成药配方目录》校注本：原本是1954年3月经昆明市人民政府卫生局审查合格，昆明市工商业联合会药商业同业公会印行的《国药八十一种成药配方目录》，"作为配合成药之标准"。1956年，昆明中药材全行业公私合营后，公私合营昆明市中药材加工厂（昆中药公司的前身）以此为生产依据，曾发挥了地方技术标准的重要作用。该目录因保留了宝贵的制药技艺，在昆明现代中药史上有着独特的文化价值。现存稀少。本次整理校注，注重保留原貌，沿袭地方文脉。

《昆明方目》：原名《各种成药配合方目录》，是1939年1月经云南全省卫生实验处化验合格，昆明市药材业同业公会选定的制药标准；又名《昆明市药材业膏丹丸散目录》，收录86方，分补益门、脾胃门、妇科门等14门。《昆明方目》是"昆中药传统中药制剂"绝大部分药品的早期制药标准。现存稀少。原文仅有药名、药方，本次整理根据档案考证，新增处方来源、流传和存续状况3项。《昆明方目》的施行是近代昆明制药标准化的开端，开启了近代昆明中药生产标准化的先河，具有重要的医药、文化价值。

三、非遗技艺整理的意义

本次非遗技艺的整理，深入挖掘了国家级非遗"昆中药传统中药制剂"信息资源，系统厘清了该项非遗产品的来源、流传和存续状况；整理了近代和现代两次标准化的技术法规，勾勒出中医药产业化、现代化的演变轨迹；记录了非遗产品生产传承的沿革以及在重大疫情和疾病防治中的作用；展现了中医药丰富多彩的文化样式，加深了对这项宝贵的文化遗产的认识；增强了文化自信和文化自觉，为进一步传承和保护中医药奠定了坚实的基础。

640多年来，昆明历代中医药工作者聚沙成塔，汇集成迄今的"昆中药传统中药制剂"和现代中药制剂。这些中药制剂包含了中医药各方面的理论和经验，凝结着宝贵的医药科学技术信息。这次整理，把这些信息保存下来，传播出去，必将增强人民群众的中医药科技文化素养，促进人民健康事业的发展。

在出版中，云南科技出版社精心策划，将本次整理成果汇集成一套丛书：国家级非物质文化遗产"昆中药传统中药制剂"丛书。各册图书可分可合，阅读十分方便。

本丛书的整理与出版，得到国家非物质文化遗产保护资金的资助，列入2021—2022年度中央对地方补助资金重点项目，并给予了大力支持。在此，对各级财政、文化和旅游主管部门及其工作人员和社会各界表示衷心的感谢！

本丛书的缺点和不足之处，希望读者批评指正。

国家级非物质文化遗产"昆中药传统中药制剂"保护领导小组
2022年6月4日

整理说明

一、《昆明81种成药配方目录》，全称《昆明市人民政府卫生局审查合格国药八十一种成药配方目录》，简称《昆81方》，1954年3月经昆明市人民政府卫生局审查合格、昆明市工商业联合会药商业同业公会印行的制剂标准。现在国家级非物质文化遗产"中医传统制剂方法（昆中药传统中药制剂）"产品绝大部分出自《昆明81种成药配方目录》。《昆明81种成药配方目录》是昆明珍贵的文化遗产。

二、本次整理以昆中药公司所藏《昆81方》为底本，以《云南省志·卷七十·医药志》和《全国中药成药处方集》为校本，参照其他史料，作为理校。底本的分类、顺序和药名不变；底本每方有处方、制法、主治、用量、服法与禁忌6项，少数有效能项，本次整理照旧。

三、本次整理保留原本内容，将原繁体字竖排版，一律改为规范的简化字横排版。底本的异体字、通假字、别称或简称不改，但出校记说明；底本误、脱、衍、倒者，予以勘正，并出校记说明据改、据补、据删、据以乙正之版本、书名或理由。对部分药料的习称不改动，据《昆明咀片规范》或药工口述加以注释。对明显错谬、遗漏的标点符号作了修改和补充，不出校记。

四、根据国家规定，从1979年1月1日起，全国中药处方用药的剂量单位一律采用"克"为单位的国家标准。本次整理保留原十六进制剂量单位。十六进制与国家标准计量单位换算率如下：1斤（16两）=0.5千克=500克，1两≈30克，1钱≈3克，1分≈0.3克，1厘≈0.03克，仅供参考。

五、按照《中医古籍整理规范》，为保持原貌，本次整理仍将部分制法置于药料之前，如盐炒泽泻、盐炒黄柏中的"盐炒"二字与药料相连，字号大小与药料一致。

六、本次整理添加了目录和方名索引，以便阅读。

七、本次整理依照底本，在类目之前不再加序号，恢复原貌。

昆明市药商业国药组① 成药统一药方说明

一、这个统一的成方是经昆明市人民政府卫生局审核同意，现在印制成册，作为同业制剂之标准。我业各药房应该按照规格分量配制。

二、不论散剂、水叠、蜜丸，应切实依照调剂方法，认真配制，不得自行增减或偷工减料。

三、配制成药之原料，务必精细检选，用冷开水洗涤后，再为使用。

四、仿单内容，除商标牌号外，必须将处方、分量、制法、主治、用量、服法、禁忌、制造日期等分别项目详明地印于仿单内，报卫生局审查后使用。凡旧有仿单内容均应作废。

五、本册不得遗失或转借他人。

（1954年3月）

---

①国药组是1954年3月隶属于昆明市工商业联合会药商业同业公会分管中药业的分支机构。昆明市工商业联合会药商业同业公会下辖国药组和新药组。

目 录

补益门 · 2

 参茸卫生丸 · 2
 鹿茸丸 · 3
 十全大补丸 · 3
 补中益气丸 · 4
 归脾养心丸 · 4
 八珍丸 · 5
 人参养荣丸 · 5
 还少丹 · 5
 六味地黄丸 · 6
 桂附八味丸 · 6
 滋阴降火丸 · 7
 金匮肾气丸 · 7
 归芍地黄丸 · 8
 金锁玉关丸 · 8
 鱼鳔种子丸 · 8
 补心丹 · 9
 硃衣安神丸 · 9

脾胃门 · 11

 香砂六君子丸 · 11
 开胃健脾丸 · 11
 参苓白术散 · 12
 附桂理中丸 · 12
 香砂平胃散 · 13

妇科门 · 14

    女金丹 · 14

    归芍理中丸 · 14

    十珍香附丸 · 15

    逍遥散 · 15

    白带散 · 16

痰嗽门 · 17

    清肺化痰丸 · 17

    参苏理肺丸 · 17

    霜雪定喘丸 · 18

眼目门 · 19

    风火眼痛散 · 19

    杞菊地黄丸 · 19

    磁硃丸 · 20

    八宝眼药 · 20

泻痢门 · 21

    乌梅丸 · 21

    香莲丸 · 21

    久泻丸 · 22

    五苓散 · 22

气滞门 · 23

    丁沉透隔丸 · 23

    五香散 · 23

    山楂丸 · 24

    木香顺气丸 · 24

风痰门 · 26

 牛黄清心丸 · 26

 痧气丸 · 26

 黑锡丹 · 27

 天麻丸 · 27

 通关散 · 28

 虎骨酒 · 28

伤寒门 · 30

 普济散 · 30

 感冒苏风丸 · 30

 百解散 · 31

 消食苏风丸 · 31

 双解丸 · 32

 防风通圣丸 · 32

 人参败毒散 · 33

暑湿门 · 34

 藿香散 · 34

 益元散 · 34

 万应神粬 · 35

 六神粬 · 35

燥火门 · 36

 清宁丸 · 36

 上清丸 · 36

 清火丸 · 37

 二母丸 · 37

 栀子金花丸 · 38

 槐角丸 · 38

　　　　苦参扫疥丸 ·· 38
　　　　桑菊银翘散 ·· 39
　　　　礞石丸 ·· 39
　　　　五积散 ·· 40
　　　　复苏散 ·· 40

咽喉口齿门 ·· 42
　　　　吹喉散 ·· 42
　　　　绿袍散 ·· 42
　　　　冰硼散 ·· 43

幼科门 ··· 44
　　　　疏风保童丸 ·· 44
　　　　清肝化虫散 ·· 44
　　　　健脾肥儿丸 ·· 45

疮科门 ··· 46
　　　　玉红膏 ·· 46
　　　　玉真散 ·· 46
　　　　七厘散 ·· 47

补遗附方 ··· 48
　　　　糊　药 ·· 48
　　　　柏子养心丸 ·· 48

方名索引 ··· 50

校注后记 ··· 53

昆明市人民政府卫生局
审查合格国药八十一种成药配方目录

补益门

参茸卫生丸

处方：洋参二两　　鹿茸一两　　白术六两　　口芪①八两　　天雄②二两
　　　　肉桂二两　　香附二两　　当归四两　　熟地③十两　　茯苓三两
　　　　五味④一两　　大芸⑤六两　　远志二两　　陈皮二两　　枣仁⑥三两
　　　　杭芍二两　　砂仁二两　　元肉⑦六两　　大枣四两　　枸杞六两
　　　　淮药⑧六两　　巴戟⑨四两　　甘草三两

制法：研末炼蜜为丸，外装蜡壳。
主治：身体衰弱，精血不足，脾胃不健，神疲体倦。
用量：每服一丸，小儿减半，婴孩量四分之一丸。
服法：早晚用开水⑩服。
禁忌：感冒风寒及一切热症忌服。

---

①口芪，即黑皮的黄芪。下同。
②天雄，没生小根块的乌头叫天雄。乌头的小根块称"附子"，附子的加工品称"盐附子""黑顺片"或"白附片"。下同。
③熟地，即"熟地黄"的简称。下同。
④五味，即"五味子"的简称。下同。
⑤大芸，即"肉苁蓉"的简称。下同。
⑥枣仁，即"酸枣仁"的简称。下同。
⑦元肉，即龙眼肉。下同。
⑧淮药，通"怀药"，即"怀山药"的简称，指出产于怀庆（今河南焦作等一带）的山药。下同。
⑨巴戟，即"巴戟天"的简称。下同。
⑩开水，泛指温开水。下同。

鹿茸丸

处方：
洋参一两　　鹿茸一两　　熟地二两　　大芸一两五钱　　当归二两
口芪二两　　枣仁八钱　　淮药一两　　于术①三两　　枸杞三两
巴戟二两　　兔丝②一两五钱　枣皮③八钱　天雄二两　　杜仲二两
茯苓一两　　远志八钱　　淮夕④五钱　　五味一两　　菖蒲五钱
车前四钱　　大枣一两　　川姜六钱　　泽泻四钱　　硃砂⑤二两
甘草一两

制法：研末炼蜜为丸，外装蜡壳封固。
主治：病后体虚，心脏衰弱，怔忡惊悸，遗精带下。
用量：每服一丸，幼童减半。
服法：用开水早晚各服一次。
禁忌：感冒及一切热症忌服，服药前后忌吃酸冷食物。

十全大补丸

处方：
党参一两五钱　　白术一两　　炙草⑥五钱　　茯苓一两五钱　　川芎五钱
当归一两五钱　　熟地一两五钱　杭芍一两　　肉桂五钱　　炙口芪一两五钱

制法：研末炼蜜为丸。
主治：头晕耳鸣，目眩身倦，肌肉消瘦，营养不良。

---

① 于术，指产于杭州（临安）於潜天目山一带的白术。下同。
② 兔丝，通"菟丝"，即"菟丝子"的简称。下同。
③ 枣皮，即"山茱萸"的别称，又称"淮枣皮"，指产于安徽的山茱萸，简称"山萸肉""萸肉"。下同。
④ 淮夕，通"淮膝"或"怀膝"，即怀牛膝，"怀庆牛膝"的简称，指产于怀庆（今河南焦作等一带）的牛膝。下文"牛夕"，同。
⑤ 硃砂，通"朱砂"。下同。
⑥ 炙草，即炙甘草，用蜜炒炙的甘草。下同。

用量：每服一丸，幼童减半，水叠①每服二钱半。
服法：用开水早晚各服一次。
禁忌：感冒风寒与暑湿燥热等病忌服。

补中益气丸

处方：党参三两　　口芪十两　　白术三两　　当归五两　　陈皮二两
　　　升麻二两　　柴胡二两　　炙甘草二两

制法：研末炼蜜为丸。
主治：胃酸不足，身弱感冒，久疟不愈，体虚发热，脱肛下血等症。
用量：每服一丸，幼童减半，水叠每服二钱半。
服法：用开水早晚各服一次。
禁忌：湿热暑病忌服。

归脾养心丸

处方：党参十五两　　白术二十两　　茯苓十五两　　枣仁二十两　　元肉二十两
　　　炙口芪十五两　当归十两　　炙远志五两　　广木香三两　　炙甘草五两

制法：研末炼蜜为丸。
主治：吐血，下血，健忘，惊悸，睡眠不足，自汗盗汗，食少等症。
用量：每服一丸，幼童减半，水叠每服二钱半②。
服法：用开水早晚各服一次。
禁忌：感冒及温暑燥热各症均忌服。

---

①水叠，指水叠丸。与大蜜丸相对。前两句指大蜜丸。下同。
②水叠每服二钱半，底本水叠之后脱"每服"二字。据上药补。

八珍丸

处方： 党参一两五钱　　白术一两　　茯苓一两一钱　　炙甘草五钱　　川芎五钱
　　　　当归一两五钱　　熟地一两五钱　　酒炒杭芍[①]一两

制法： 研末炼蜜为丸。

主治： 病后失调，兼治月经不和。

用量： 每服一丸，幼童减半，水叠每服二钱半。

服法： 用开水早晚各服一次。

禁忌： 感冒、温暑燥热忌服。

人参养荣丸

处方： 党参四两　　白术四两　　炙口芪四两　　炙甘草二两　　陈皮二两
　　　　肉桂一两　　当归四两　　熟地四两　　五味二两　　茯苓四两
　　　　炙远志二两　　杭芍六两　　生姜二两　　大枣二两

制法： 研末炼蜜为丸。

主治： 血液不足，虚热恶寒，体倦神疲，惊悸盗汗。

用量： 每服一丸，幼童减半，水叠每服二钱半。

服法： 用开水早晚各服一次。

禁忌： 感冒及温暑燥热各病均忌服。

还少丹

处方： 熟地一两五钱　　山药一两五钱　　淮夕一两　　枸杞一两　　枣皮一两
　　　　茯苓一两五钱　　杜仲一两　　炙远志一两　　五味一两　　小茴一两

[①] 底本为酒炒（小字）杭芍，《云南省志·卷七十·医药志》误把"酒炒"二字移在熟地之下，据底本改。"酒炒"标在药料之前，改为与"杭芍"字体相同。

　　　　　　楮实一两　　　炒巴戟一两　　　大芸一两　　　菖蒲五钱　　　大枣一两五钱

制法：研末炼蜜为丸。

主治：机能日减，肢软腰痛。

用量：每服一丸，水叠每服二钱半。

服法：用开水早晚各服一次。

禁忌：感冒忌服。

六味地黄丸

处方：熟地八两　　　淮药四两　　　枣皮四两　　　茯苓三两　　　广粉丹三两
　　　　盐炒泽泻[①]三两

制法：研末炼蜜为丸。

主治：头昏耳鸣，身体亏损，肺热咳嗽，水分不足。

用量：每服一丸，幼童减半，水叠每服二钱半。

服法：用开水早晚各服一次。

禁忌：感冒忌服。

桂附八味丸

处方：熟地八两　　　淮药四两　　　枣皮四两　　　茯苓三两　　　粉丹三两
　　　　盐炒泽泻三两　肉桂一两　　　附片一两

制法：研末炼蜜为丸。

主治：遗精盗汗，腰痠[②]足软。

---

①盐炒泽泻中"盐炒"二字，底本为小字，现改为与"泽泻"字号相同（如"炙甘草"的体例）。下同。

②痠，通"酸"。

用量：每服一丸，幼童减半，水叠每服二钱半。
服法：用开水早晚各服一次。
禁忌：感冒忌服。

滋阴降火丸[①]

处方：熟地八两　　淮药四两　　枣皮四两　　茯苓三两　　粉丹三两
　　　　盐炒泽泻三两　知母一两　　黄柏一两
制法：研末炼蜜为丸。
主治：烦热干咳，咽干舌燥，牙痛口渴等症。
用量：每服一丸，幼童减半，水叠每服二钱半。
服法：用开水早晚各服一次。
禁忌：感冒及虚热症忌服。

金匮肾气丸

处方：熟地八两[②]　淮药四两　　枣皮四两　　茯苓三两　　盐炒泽泻三两
　　　　粉丹三两　　肉桂一两　　天雄一两　　淮夕一两　　车前八钱
制法：研末炼蜜为丸。
主治：体质不健，肚腹胀满，四肢浮肿，气喘痰多。
用量：每服一丸，幼童减半，水叠每服二钱半[③]。
服法：用开水早晚各服一次。
禁忌：感冒及燥热症忌服。

[①]滋阴降火丸，处方近似于知柏地黄丸。
[②]"两"字，底本和《云南省志·卷七十·医药志》为"钱"，据《金匮要略》肾气丸改为"两"。
[③]水叠每服二钱半，底本水叠之后脱"每服"二字。据上药补。

归芍地黄丸

处方：熟地八两　　淮药四两　　淮枣皮四两　　茯苓三两　　炒泽泻三两
　　　　粉丹皮三两　　秦归六两　　杭芍四两

制法：研末炼蜜为丸。

主治：午后潮热，头眩耳鸣。

效能：补血润燥。

用量：每服一丸，水叠每服二钱半。

服法：用开水早晚各服一次。

禁忌：感冒忌服。

金锁玉关丸

处方：芡实三两　　龙骨三两　　莲须三两　　龟板八两　　炙远志三两
　　　　淮药六两　　茯苓三两　　锁阳八两　　牡蛎三两　　砂仁二两
　　　　盐炒黄柏三两　知母三两　　五味一两　　菖蒲一两　　石莲子一两

制法：研末炼蜜为丸。

主治：梦遗滑精，虚烦耳鸣。

用量：每服一丸，水叠每服二钱半。

服法：用开水早晚各服一次。

禁忌：感冒忌服。

鱼鳔种子丸

处方：当归八两　　莲须八两　　鱼鳔八两　　杜仲八两　　大芸八两
　　　　茯苓六两　　淮夕六两　　兔丝八两　　巴戟八两　　肉桂四两

|处方：|枸杞八两|天雄四两|骨脂①六两|淫羊藿八两|关疾藜②六两|

制法：研末炼蜜为丸。
主治：男子体弱，生殖力减，女子带下，月经不调。
用量：每服一丸，水叠每服二钱半。
服法：用开水早晚各服一次③。
禁忌：感冒忌服。

补心丹④

处方：	生地⑤四两	党参四两	元参四两	丹参二两	茯神四两
—	—	—	—	—	—
	桔梗二两	炙远志二两	柏仁四两	天冬二两	麦冬二两
	当归八两	枣仁四两	五味一两	菖蒲一两	甘草二两

制法：研末炼蜜为丸。
主治：心脏衰弱，神志不宁。
用量：每服一丸，水叠每服二钱半。
服法：用开水早晚各服一次。
禁忌：感冒忌服。

硃衣安神丸⑥

|处方：|生地二两|硃砂一两|当归三两|甘草一两|云连五钱|

---

①骨脂，即补骨脂。下同。
②关疾藜，通"关蒺藜"。
③用开水早晚各服一次，底本接排在用量栏之后，据《云南省志·卷七十·医药志》改。
④补心丹，全称"天王补心丹"。
⑤生地，即生地黄。下同。
⑥硃衣安神丸，通"朱砂安神丸"。

潞党参三两　　茯神三两　　炙远志二两　　淮枣仁三两　　益智仁二两

制法： 研末炼蜜为丸。

主治： 健忘怔忡，睡眠不稳。

用量： 每服一丸，水叠每服二钱半。

服法： 用开水早晚各服一次。

禁忌： 感冒忌服。

脾胃门

香砂六君子丸

处方： 党参二两　　白术二两　　茯苓二两　　法夏①一两　　陈皮八钱
　　　　砂仁八钱　　甘草七钱　　广香②七钱
制法： 研末水叠为丸。
主治： 胃酸不足，饮食乏味。
用量： 每服二钱半，幼童减半。
服法： 用开水早晚各服一次。
禁忌： 感冒忌服。

开胃健脾丸

处方： 党参六两　　茯苓六两　　广陈皮三两　　法夏四两　　白术八两
　　　　砂仁二两　　广香六钱　　甘草四两　　建莲③四两　　大枣六两
　　　　甘姜④二两　　桔梗三两　　淮毛条⑤五两

---

①法夏，"法半夏"的简称，指半夏的炮制加工品。
②广香，即广木香，是自广东引进印度、缅甸的木香。下同。
③建莲，指产于福建建宁的莲子。
④甘姜，通"干姜"。下同。
⑤淮毛条，"淮山药"的别称。

制法：研末炼蜜为丸。
主治：脾胃虚弱，食欲不振。
用量：每服一丸，水叠每服二钱半，幼童减半。
服法：用开水早晚各服一次。
禁忌：感冒忌服。

参苓白术散

处方：条参[①]一两八钱　淮药一两五钱　扁豆一两五钱　莲子一两五钱　玉米[②]一两
　　　　白术二两　　广皮[③]一两　　砂仁一两　　　茯苓一两五钱　甘草一两
制法：研末。
主治：呕吐，久泻。
效能：健胃除湿。
用量：每服二钱半。
服法：用开水早晚各服一次。
禁忌：大便秘结忌服。

附桂理中丸

处方：党参三两　　　甘姜三两　　　于术三两　　　天雄三两　　　甘草三两
　　　　肉桂一两
制法：研末炼蜜为丸。
主治：饮食减少，肠鸣腹痛，呕吐泄泻等症。

[①]条参，即"苏条参"的简称，是北沙参的别名。下同。
[②]玉米，通"苡米"，指薏苡仁。下同。
[③]广皮，即广陈皮，产于广东、广西的橘子皮。下同。

用量： 每服一丸，水叠每服二钱半①。
服法： 用开水早晚各服一次。
禁忌： 感冒及热症不宜服。

香砂平胃散

处方： 苍术八两　　陈皮三两　　甘草一两　　厚朴五两　　香附三两
　　　　砂仁二两
制法： 研末。
主治： 饮食复杂，消化不良，腹部胀痛，食积微泻。
用量： 每服二钱半，幼童减半。
服法： 用开水早晚各服一次。
禁忌： 久泻忌服。

---

①底本此句之后，有"早晚各服一次"6字，与下句重复，删。

妇科门

女金丹

处方： 党参四两　　白术四两　　熟地四两　　当归四两　　枯芩①一两
　　　　川芎四两　　白芍四两　　茯苓四两　　丹皮四两　　香附四两
　　　　陈皮一两　　白薇四两　　甘草二两　　续断二两　　砂仁一两
　　　　元胡四两　　肉桂四两　　桑寄生四两　阿胶四两　　杜仲四两
　　　　兔丝子②四两　炒荆芥二两　炒艾叶二两

制法： 研末炼蜜为丸，外装蜡壳。
主治： 月经不调，红崩白带。
效能： 安胎保产，温暖子宫，营养补血，强体健身。
用量： 每服一丸，水叠每服二钱半。
服法： 用开水早晚各服一次。
禁忌： 感冒忌服，并忌吃鱼。

归芍理中丸

处方： 潞党参五两　　漂于术四两　　炮姜三两　　炙草二两　　当归五两
　　　　炒杭芍三两

---

① 枯芩，即黄芩。
② 兔丝子，通"菟丝子"。

制法：研末炼蜜为丸。
主治：吐血、鼻衄、肠红，兼能安胎、止盗汗。
用量：每服一丸。
服法：用开水送下。
禁忌：忌生冷。

十珍香附丸

处方：熟地一两五钱　　秦归一两　　　党参一两五钱　　茯苓一两一钱　　白术一两
　　　　川芎五钱　　　　杭芍一两　　　元胡五钱　　　　香附一两　　　　甘草五钱
制法：研末炼蜜为丸，水叠为丸。
主治：血虚潮热，气郁不舒，月经不调，经期腹痛。
用量：每服一丸，水叠每服二钱半。
服法：用开水早晚各服一次。
禁忌：感冒不宜服。

逍遥散

处方：楚荷①五钱　　　白术一两　　　赤苓一两　　　　当归一两五钱　　杭芍一两
　　　　柴胡七钱　　　　甘草七钱　　　枝子②三钱　　　粉丹三钱　　　　香附五钱
制法：研末。
主治：胸腹气滞，两胁疼痛，口苦目眩，月经不调。
用量：每服二钱半。

---

① 楚荷，产于云南楚雄州的薄荷。下同。
② 枝子，通"栀子"。

服法： 用开水早晚各服一次。
禁忌： 身体衰弱者不宜服。

白带散

处方： 于术十六两　　淮药十六两　　苍术六两　　茯苓十两　　猪苓六两
　　　　党参六两　　　杜仲八两　　　故脂①六两　天雄八两　　甘姜六两
　　　　口芪十两　　　柴胡六两　　　广皮四两　　益智②六两　玉米六两
　　　　甘草三两　　　白果三两

制法： 研末。
主治： 湿盛带下，腰酸肢软。
用量： 每服二钱半。
服法： 用开水早晚各服一次。
禁忌： 烦热无白带者忌服。

---

①故脂，即补骨脂。
②益智，指益智仁。

痰嗽门

清肺化痰丸

处方：法夏二两　　南星一两　　陈皮二两　　枳壳二两　　杏仁二两
　　　蒌仁二两　　黄芩二两　　茯苓二两　　桔梗二两　　贝母一两
　　　莱菔一两　　苏子一两　　甘草一两　　麻黄一两　　冬花一两

制法：研末炼蜜为丸。
主治：伤风咳嗽，痰多作喘。
用量：每服一丸，水叠每服二钱半，幼童减半。
服法：用开水早晚各服一次。
禁忌：对肺结核无效。

参苏理肺丸

处方：前胡二两　　苏叶二两　　粉葛二两　　法夏二两　　茯苓二两
　　　广香一两　　广皮二两　　枳壳二两　　桔梗一两五钱　　沙参一两
　　　甘草一两

制法：研末炼蜜为丸。
主治：咳嗽痰多，咽喉疼痛。
用量：每服一丸，水叠每服二钱半，幼童减半。

服法： 用开水早晚各服一次。
禁忌： 久咳不宜服。

霜雪定喘丸

处方： 贝母八两　　广陈皮三两　　柿霜四两　　京半夏六两　　楚荷一两
　　　　檀香二两　　冰糖八两
制法： 研末冰糖熬水为丸，或水叠为丸。
主治： 久咳不止，痰壅喘息。
效能： 润燥除痰。
用量： 每服一丸，水叠每服二钱半。
服法： 用开水早晚各服一次。
禁忌： 伤风咳嗽不宜服。

眼目门

风火眼痛散

处方：生地十两　　红花四两　　粉丹四两　　归尾八两　　虫退[①]四两
　　　车前八两　　杭菊六两　　川芎六两　　黄芩六两　　枝子四两
　　　柴胡四两　　薄荷四两　　木通四两　　赤芍六两　　防风八两
　　　青葙子四两

制法：研末。
主治：急性眼痛。
效能：驱风清热。
用量：每服二钱半。
服法：用开水早晚各服一次。
禁忌：老目疾无效。

杞菊地黄丸

处方：地黄八两　　淮药四两　　枣皮四两　　茯苓三两　　粉丹三两
　　　泽泻三两　　杭菊三两　　枸杞三两

制法：研末炼蜜为丸。

[①] 虫退，通"蝉蜕"。下同。

主治：水分不足，眼目干涩。
用量：每服一丸，水叠每服二钱半，幼童减半。
服法：用开水早晚各服一次。
禁忌：感冒体弱身倦不宜服。

磁硃丸[①]

处方：醋煅磁石[②]一斤　硃砂一斤　　神麯[③]一斤半
制法：研末水叠小粒。
主治：目内障，病后耳聋。
用量：每服二钱半，幼童减半。
服法：用开水早晚各服一次。
禁忌：急性眼病忌服。

八宝眼药

处方：上甘石四两　　硼砂二两　　荸粉[④]五钱　　熊胆三钱　　洗片[⑤]五钱　　寸香[⑥]一钱
制法：甘石、硼砂火煅透，退火，水飞为细末，再入其他药剂成粉。
用法：用灯蕊草蘸水少许入眼。
主治：急性眼痛，畏光羞明，外障翳膜，迎风流泪。

[①]磁硃丸，通"磁朱丸"。
[②]醋煅磁石，底本"醋煅"二字为小字，现改为与药料字号相同。
[③]神麯，通"神曲"。下同。
[④]荸粉，即荸荠粉。
[⑤]洗片，通"冰片"。下同。
[⑥]寸香，通"麝香"。下同。

泻痢门

乌梅丸

处方：去核乌梅_{百个}　细辛_{六钱}　　川姜_{一两}　　云连_{一两六钱}　桂枝_{六钱}
　　　　炒红花椒_{四钱}　当归_{四钱}　　天雄_{六钱}　　黄柏_{六钱}　　　洋参_{六钱}
制法：研末炼蜜以蜡壳为丸。
主治：腹痛吐蛔，消渴手冷，久泻不止，乳房发炎。
用量：每服一丸，幼童减半。
服法：用开水调服。
禁忌：普通泄泻与赤痢不宜服。

香莲丸

处方：广香_{四两}　　甘草_{四两}　　陈皮_{四两}　　槟榔_{四两}　　泽泻_{四两}
　　　　黄连_{八两}　　苍术_{八两}　　枳壳_{六两}　　厚朴_{六两}　　吴芋[①]_{四两}
　　　　杭芍_{八两}　　茯苓_{六两}
制法：水叠。
主治：赤白痢疾，里急后重。
用量：每服二钱半，幼童减半。

---

①吴芋，即吴茱萸。下同。

服法：用开水吞服。
禁忌：胃弱、泄泻不宜服用。

久泻丸

处方：骨脂八两　　　五味四两　　　吴茱芋①二两　　肉蔻霜八两
制法：水叠。
主治：五更泄泻，腹痛肢冷。
用量：每服二钱半，幼童减半。
服法：用开水吞服。
禁忌：赤白痢忌服。

五苓散

处方：猪苓八两　　　茯苓八两　　　白术八两　　　泽泻十两　　　桂枝四两
制法：研末。
主治：渴欲饮水，小便不利。
用量：每服二钱半，幼童减半。
服法：用开水调服。
禁忌：小便正常者不宜服。

---

①吴茱芋，通"吴茱萸"。

气滞门

丁沉透隔丸[1]

处方： 公丁二两　　广木香二两　　沉香二两　　白术八两　　香附四两
　　　　砂仁四两　　党参四两　　草扣[2]二两　　麦芽二两　　陈皮三两
　　　　豆蔻二两　　厚朴五两　　藿香三两　　青皮二两　　法夏四两
　　　　甘草二两　　神粬四两　　草果二两　　茯苓四两

制法：水叠。
主治：消化不良，腹部胀痛。
用量：每服二钱半，幼童减半。
服法：用开水吞服。
禁忌：体太弱者忌服。

五香散

处方： 丁香六钱　　乳香八钱　　香附一两　　台乌一两　　青皮一两
　　　　良姜一两　　吴芋八钱　　陈皮八钱　　槟榔八钱　　荜泼[3]三两

---

[1] 丁沉透隔丸，通"丁沉透膈丸"。
[2] 草扣，通"草蔻"，即"草豆蔻"。下同。
[3] 荜泼，通"荜拨"。下同。

　　　　　沉茄[①]五钱　　桂心六钱　　元胡六钱　　玉京[②]六钱
制法：研末。
主治：气逆腹痛。
效能：健胃助消化。
用量：每服二钱半，幼童减半。
服法：用开水送服。
禁忌：炎症腹痛不宜服用。

山楂丸

处方：焦查[③]八两　　厚朴三两　　广陈皮三两　　枳实六两　　麦芽三两
　　　　神粬三两　　法夏三两　　香附三两　　苍术三两　　槟榔二两
　　　　泽泻三两　　甘草二两　　茯苓三两　　黄芩二两　　草果三两
　　　　莱服子[④]三两
制法：水叠为丸。
主治：饮食停滞，嗳腐吞酸。
用量：每服二钱半，幼童减半。
服法：用开水服。
禁忌：久泻忌服。

木香顺气丸

处方：广香十二两　　草扣十二两　　苍术十二两　　厚朴十六两　　青皮八两

---
①沉茄，即荜澄茄。
②玉京，通"郁金"。
③焦查，通"焦楂"，即炒至表面焦褐色的山楂。下同。
④莱服子，通"莱菔子"。

陈皮八两	法夏八两	吴芋八两	香附八两	干姜八两
茯苓八两	泽泻八两	升麻四两	柴胡四两	秦归二十两
台乌四两	槟榔四两	草果四两	益智仁十二两	

制法： 水叠。

主治： 消化不良，腹胀打嗳。

用量： 每服二钱半，幼童减半。

服法： 用开水服。

禁忌： 病后体弱、腹满忌服。

风痰门

牛黄清心丸

处方： 胆南星二两　　全蝎五钱　　蝉蜕一两二钱　　北防风一两二钱　　白附片一两
僵虫①一两二钱　　牛黄一钱　　天麻一两五钱　　寸香三分　　朱砂一两
龙齿三钱　　琥珀二钱

制法： 研末炼蜜蜡壳为丸。

主治： 神经失常，语言颠倒，握拳声高，大闹发热。

用量： 每服一丸，幼童减半。

服法： 用开水服。

禁忌： 衰弱脱症忌服。

痧气丸

处方： 苍术三两　　寸香二钱　　大黄六两　　蝉酥②一两　　天麻三两六钱
麻黄三两六钱　　丁香六钱　　明雄③三两六钱　　朱砂三两六钱　　牙皂④二两
细辛二两

---

① 僵虫，通"僵蚕"。下同。
② 蝉酥，通"蟾酥"。
③ 明雄，"雄黄"的别称。
④ 牙皂，"猪牙皂"的简称，指皂角。下同。

制法：水叠硃衣小粒。
主治：时疫呕吐，水土不服。
用量：每服十余粒。
服法：用开水服。
禁忌：非时令症不宜服。孕妇忌服。

黑锡丹

处方：黑锡四两　　洋硫磺①四两　　天雄二两　　沉香二两　　胡巴二两
　　　广香二两　　上桂②二两　　肉豆蔻二两　　故纸③二两　　金铃子二两
　　　阳起石二两　　炒小茴二两

制法：黑锡、洋硫磺合炒酥为度，再入其他药剂研极细末，水叠为丸。
主治：汗出腹痛，气喘痰鸣。
效能：挽救虚脱。
用量：每服一钱。
服法：用开水服。
禁忌：一切温热症忌服。

天麻丸

处方：天麻六两　　牛夕六两　　桂心六两　　茯苓六两　　当归十六两
　　　天雄二两　　羌活八两　　生地十六两　　元参六两　　杜仲七两
　　　独活五两

---

①洋硫磺，通"洋硫黄"。下同。
②上桂，上等的肉桂。
③故纸，通"骨脂"，即补骨脂。

制法：水叠为丸。
主治：心脏衰弱，四肢麻木。
用量：每服二钱半，幼童减半。
服法：用开水服。
禁忌：温热及感冒忌服。

通关散

处方：细辛二两　　　薄荷二两　　　牙皂三两　　　蟾酥一钱　　　麝香五分
　　　鹅不食草五钱　枯凡①三钱
制法：研极细末。
主治：猝然昏倒，口噤手握，牙关紧闭，不省人事。
用量：每服一分二厘②。
服法：吹入鼻孔。
禁忌：阳虚气弱者忌用。

虎骨酒

处方：虎骨（酒酥透）四两　　草薢四两　　仙灵脾③四两　　苡仁④四两　　淮夕三两
　　　酥龟板五两　　　　木瓜五两
制法：用升酒⑤泡十五日。

---

①枯凡，通"枯矾"。
②底本作"每次一二厘"，据《云南省志·卷七十·医药志》改为"每服一分二厘"。
③仙灵脾，底本小字注，即淫羊藿。
④苡仁，即薏苡仁。
⑤升酒，指低度酒经蒸馏而升高度数（40°~60°不等）的酒，又称"烧酒""老白干""烧刀子"等。与市酒相对。

主治：风湿。
效能：舒筋活血。
用量：三钱一次。
服法：早晚服用。
禁忌：感冒、贫血忌服。

伤寒门

普济散

处方： 藿香八两　　苍术八两　　神粬八两　　茯苓八两　　法夏八两
　　　　桔梗八两　　前胡六两　　槟榔六两　　陈皮六两　　厚朴八两
　　　　砂仁七两　　麦芽六两　　白芷六两　　白术八两　　羌活三两
　　　　炒黄芩六两　川芎二两　　焦查六两　　扁豆六两　　甘草四两

制法： 研末。
主治： 时令感冒，呕吐泻痢等症。
用量： 每服二钱半，幼童减半。
服法： 用开水服。
禁忌： 阳虚气弱忌服。

感冒苏风丸

处方： 炙麻绒二两　小杏仁三两　桂枝三两　　炒白芍五两　苏叶二两
　　　　防风三两　　谷芽五两　　桔梗二两　　生草二两　　大枣三两
　　　　烧姜引　　　独活二两

制法： 研末炼蜜为丸。
主治： 感冒风寒，发热咳嗽。

用量：每服一丸。
服法：用开水早晚服。
禁忌：热性病勿服。

百解散

处方：荆芥二两　　麻黄二两　　白芷二两　　苍术二两　　陈皮二两
　　　　甘草一两
制法：研末。
主治：伤风咳嗽，鼻流清涕。
用量：每服二钱半，幼童减半。
服法：用开水服。
禁忌：身体虚弱者忌服，并忌吃鱼。

消食苏风丸

处方：苏叶二两　　荆芥二两　　防风二两五钱　　法夏三两　　陈皮二两
　　　　粉葛三两　　枳壳二两　　厚朴三两　　桔梗二两五钱　　前胡二两
　　　　焦查四两　　麦芽三两　　杏仁三两　　蒌仁一两五钱　　白芷二两五钱
　　　　甘草一两
制法：研末炼蜜为丸。
主治：四时感冒，发热怕冷，止咳祛痰，消食调胃。
用量：每服一丸。
服法：用开水服。
禁忌：生冷。

双解丸

处方： 苏叶九两　　香附六两　　羌活六两　　防风六两　　焦查六两
麦芽六两　　枳实九两　　苍术十二两　广皮六两　　法夏十二两
厚朴十二两　桑皮六两　　白芷六两　　黄芩六两　　苏子六两
甘草三两

制法： 水叠为丸。
主治： 外感风寒，内伤饮食，头痛咳嗽，寒热身痿。
用量： 每服二钱半，幼童减半。
服法： 用开水服。
禁忌： 体虚者勿服。

防风通圣丸

处方： 大黄五两　　防风五两　　芒硝五两　　荆芥五两　　麻黄五两
栀子四两　　赤芍五两　　连翘四两　　甘草六两　　桔梗八两
川芎五两　　秦归尾四两　石膏八两　　滑石十两　　薄荷四两
黄芩八两　　白术四两　　木通四两

制法： 水叠为丸。
主治： 风湿郁结，头面生疮，咽喉肿痛，大便不利。
用量： 每服二钱半，幼童减半。
服法： 用开水服。
禁忌： 体弱畏寒忌服。

人参败毒散

处方：明党参八两　　羌活四两　　独活四两　　柴胡六两　　茯苓四两
　　　　前胡四两　　桔梗三两　　枳壳三两　　川芎四两　　甘草二两
　　　　楚荷二两
制法：研末。
主治：湿毒流注，发热下痢。
用量：每服二钱半，幼童减半。
服法：用开水服。
禁忌：体虚感寒者勿服。

暑湿门

藿香散

处方：藿香六两　　苏叶六两　　吴芷六两　　神粬六两　　广槟榔六两
　　　　茯苓六两　　苍术四两　　陈皮四两　　法夏四两　　厚朴四两
　　　　桔梗四两　　甘草二两
制法：研末。
主治：时令感冒，食积呕吐。
用量：每服二钱半，幼童减半。
服法：用开水服。
禁忌：发痧勿服。

益元散

处方：滑石十二两　　甘草二两　　辰砂五钱
制法：研末。
主要效用：清暑解热，止渴利尿。
用量：每服二钱半，幼童减半。
服法：用水煨服。
禁忌：香燥食物。

暑湿门

万应神粬

处方：蓼草十六两　青蒿十六两　香茹①十六两　苍耳草十六两　桂枝六两
　　　　藿香六两　苏叶六两　麻黄六两　吴芷十六两　羌活九两
　　　　防风六两　荆芥六两　厚朴六两　陈皮九两　香附六两
　　　　芸香草四两　焦楂四两　甘松六两　三奈②六两　草果四两
　　　　苍术四两　槟榔四两　麦芽六两　薄荷六两　粉葛四两
　　　　柴胡六两　木香四两　法落海十六两

制法：研末加麦面酒药为粬。
主治：四时感冒，消化不良。
用量：每服三钱。
服法：烘黄以开水煎服。
禁忌：不易消化的食物。

六神粬

处方：青蒿五斤　蓼草五斤　苍耳草五斤　苦杏仁五斤　红豆蔻二斤半
　　　　饭豆二斤半

制法：研末为粬。
主治：食积肚痛，呕吐腹泻。
用量：每服三钱，幼童减半。
服法：烘黄以开水煎服。
禁忌：不易消化的食物。

---

①香茹，通"香薷"。
②三奈，通"山奈"。

燥火门

清宁丸

处方：大黄十斤　　柏叶三斤　　荷叶五十个　　车前草六斤　　藕汁三斤
制法：水叠为丸。
主治：大小便不利，吐血鼻出血。
用量：每服一钱半，幼童减半。
服法：用开水服。
禁忌：体弱失血症忌服。

上清丸

处方：儿茶二十两　　马槟榔二两　　薄荷四两　　月石①二两　　乌梅一两
　　　　粉草②一两　　洗片一两
制法：柯子③、山豆根煎水为丸。
主治：口燥唇焦，咽喉肿痛。
效能：清热消炎。
用量：每包分三次用完。

---

①月石，通"硼砂"。
②粉草，即"粉甘草"的简称，是质量较好的甘草。下同。
③柯子，通"诃子"。

服法：嚼化或开水送服。
禁忌：香燥食物。

清火丸

处方：桔梗十六两　　连翘十六两　　甘草八两　　栀子八两　　薄荷六两
　　　黄芩四两　　　竹叶四两
制法：研末为丸。
主治：清热解毒。
用量：每服一丸，水叠服二钱半，幼童减半。
服法：用开水送服。
禁忌：体弱感寒勿服。

二母丸

处方：贝母十六两　　知母四两　　酒军[1]十六两　　黄芩八两　　前胡四两
　　　花粉[2]八两　　桔梗八两　　杏仁四两　　　桑皮四两
制法：研末为丸。
主治：肺热咳嗽，痰中带血。
用量：每服一丸，水叠每服二钱半，幼童减半。
服法：用开水送服。
禁忌：伤风咳嗽和水饮咳嗽忌服。

---

[1]酒军，即酒将军、酒大黄。下同。
[2]花粉，指天花粉，又称"天瓜粉""瓜蒌根"。下同。

栀子金花丸

处方：黄连四两　　黄芩十六两　　黄柏四两　　栀子十六两　　酒军十六两
　　　　银花十六两　　桔梗十六两　　薄荷十六两　　甘草八两
制法：水叠为丸。
主治：急性目痛，渴饮烦躁，大便秘结，口腔溃破。
用量：每服二钱半，幼童减半。
服法：用开水送服。
禁忌：体质衰弱者忌服。

槐角丸

处方：槐角八两　　地榆八两　　荆芥八两　　侧柏叶八两　　枳壳八两
　　　　防风七两　　当归八两　　炒黄芩八两　　苍术八两　　生地八两
　　　　甘草六两
制法：水叠为丸。
主治：内外痔疮，大肠出血。
用量：每服二钱半。
服法：用开水送服。
禁忌：除痔疮下血外，其余血症无效。

苦参扫疥丸

处方：苦参二两　　荆芥二两　　防风二两　　羌活二两　　独活二两
　　　　当归四两　　川芎一两　　赤芍二两　　连翘二两　　银花二两

| 黄柏一两 | 黄芩二两 | 枝子二两 | 滑石二两 | 白术二两 |
| 黄连一两 | 甘草二两 | | | |

制法：水叠为丸。
主治：疥疮后余毒未净，周身发痒。
用量：每服二钱半，幼童减半。
服法：用开水送服。
禁忌：忌鱼。

桑菊银翘散

处方：	贝母二两	白菊三两	桑叶三两	连翘三两	银花三两
	桔梗一两五钱	薄荷二两	竹叶二两	荆芥二两	牛蒡二两
	苦杏二两	苇根三两	虫退三两	姜虫①一两五钱	滑石三两
	绿豆二两	淡豆豉一两	甘草二两		

制法：研末。
主治：风温②传染，解热杀菌。
用量：每服二钱半，幼童减半。
服法：用开水送服。
禁忌：一切非热性病不能服。

礞石丸

处方： 煅金礞石三两　大黄八两　沉香七钱　黄芩八两
制法：水叠为丸。

---
①姜虫，即僵蚕。下同。
②风温，底本和《云南省志·卷七十·医药志》为风湿，据《温病条辨》改。

主治：实热、咳嗽痰多。
用量：每服二钱半，幼童减半。
服法：用开水送服。
禁忌：水饮咳嗽不宜服。

五积散

处方：当归十两　　麻黄十两　　苍术十两　　厚朴八两　　白术四两
　　　　炒枳壳三两　桔梗二两　　桂枝三两　　炒杭芍三两　生姜三片
　　　　法半夏三两　广皮三两　　川芎二两　　生草一两　　葱白二个
制法：研末。
主治：外感风寒，微伤饮食，兼有除湿调经作用。
用量：每服二钱半，幼童减半。
服法：开水调服。
禁忌：重伤风不宜服。

复苏散

处方：羌活一两　　防风一两　　粉葛一两　　砂仁八钱　　厚朴六钱
　　　　广香六钱　　法夏六钱　　广皮六钱　　薄荷四钱　　甘草四钱
　　　　枯矾四钱　　细辛四钱　　牙皂四钱　　草果四钱　　槟榔四钱
　　　　雄黄二钱　　硃砂四钱　　草扣三钱　　藿香八钱　　桔梗八钱
制法：研末。
主治：感冒风寒，食积气滞，恶心呕吐。
用量：每服二钱半，幼童减半。

服法：用开水送服。
禁忌：非时令症不宜服。

咽喉口齿门

吹喉散

处方：熊胆一钱　　麝香五分　　洗片一钱　　青黛三钱　　牙皂三钱
　　　　细辛二钱　　牛黄一钱　　枯矾一钱　　硼砂三钱　　人手指甲二钱

制法：研末。

主治：咽喉肿痛，饮食难下。

用量：每服一分，每包按三次用。

服法：以细竹管将药少许吹入喉内。

禁忌：刺激性食物。

绿袍散

处方：黄柏二两　　薄荷二两　　洗片六钱　　青黛二两

制法：研末。

主治：口腔发炎。

用量：每包五分，分三次搽用。

服法：敷搽患处。

禁忌：刺激性食物。

冰硼散

处方：硼砂三两　　　冰片五钱　　　姜虫五钱
制法：研末。
主治：口腔破溃。
用量：每包五分，分三次搽用。
服法：敷搽患处，或泡水漱口。

幼科门

疏风保童丸

处方：麝香三分　　　胆南星一两　　楚荷五钱　　　法夏五钱　　　天麻五钱
　　　炙小白附子五钱　花粉五钱　　　橘红五钱　　　珀末六钱　　　姜虫五钱
　　　虫退五钱　　　　白芷五钱　　　荆芥（炒）五钱　甘草三钱　　　钩藤五钱
　　　全虫①二钱　　　防风五钱　　　炒白芍五钱

制法：炼蜜为丸，硃砂为衣，每丸一钱。
主治：小儿发热，咳嗽，将起惊风。
用量：婴孩在半岁以下服三分之一，两岁以下服半丸。
服法：用开水调服。
禁忌：慢惊风勿服，并忌鱼。

清肝化虫散

处方：青皮一两　　　　橘红一两　　　白术二两　　　茯苓二两　　　麦冬一两
　　　使君子一两　　　蓼实子八钱　　芡实八钱　　　条参一两　　　建莲子八钱
　　　焦山楂八钱　　　麦芽一两　　　胡连②三钱　　洋抚芎③五钱　　柴胡八钱

---

①全虫，通"全蝎"。
②胡连，即胡黄连。
③洋抚芎，通"洋芫荽"。下同。

　　　　白芍一两　　　神粬一两　　　槟榔一两　　　绣风①一两　　　甘草一两

制法： 研末。
主治： 小儿疳积。
效能： 杀虫健胃。
用量： 三岁以下服半包。
服法： 用开水调服。
禁忌： 体弱小儿忌服。

健脾肥儿丸

处方： 炒青蒿二两　　抚芎一两五钱　　青皮三两　　炒白芍三两　　漂白术四两
　　　　胡连一两五钱　焦山楂三两　　　甜百部三两　广木香八钱　　炒麦芽三两
　　　　石斛二两　　　生草②二两　　　洋榧肉三两　槟榔二两

制法： 研末炼蜜为丸。
主治： 清肝、化虫、健脾、开胃。
用量： 每服一丸，三岁以下减半。
服法： 用开水调服。
禁忌： 生冷，香燥。

---

①绣风，即"绣球防风"的简称。
②生草，"生甘草"的简称，指生用的甘草。与炙甘草相对。

疮科门

玉红膏

处方：当归 二两　　血竭 五钱　　乳香 五钱　　白芷 一两　　紫草 五钱
　　　　川贝 一两　　冰片 三钱　　生地 一两　　红花 五钱　　口芪 一两
　　　　没药 五钱　　甘草 五钱　　黄蜡 五钱　　白蜡 五钱　　猪油 半斤

制法：用油蜡熬炼成液体膏。

主治：脓疮、疮疡。

效能：拔毒提脓生肌。

用量：分患处大小由五分至一钱。

服法：外搽患处。

玉真散

处方：羌活 五两　　生小白附子 十二两　　生南星 一两　　吴白芷 三两　　防风 一两
　　　　天麻 一两

制法：研为细末。

主治：跌打创伤。

效能：止血镇痛，消炎生肌。

用量： 分患处大小酌用。
服法： 搽患处。
禁忌： 不能入口。

七厘散

处方： 血竭一钱　　高丽参三钱　　红花一钱二分　　三七三钱　　硃砂一钱二分
　　　　没药一钱二分　乳香一钱五分　麝香五分　　　土别①七个　　冰片五分
制法： 研末极细。
主治： 跌打损伤及一切创伤。
效能： 止痛止血，散淤生新。
用量： 内服七厘，外涂按伤口大小决定。
注意： 内服不可过量。

---

① 土别，通"土鳖"。

补遗附方

糊 药

处方： 苍术八两　　陈皮八两　　甘草四两　　厚朴八两　　鸡内金二两
　　　　 红糖八两　　酒药八两　　焦楂一斤　　麦芽一斤　　糊饭一斤
　　　　 糯米一斤　　麦饼一斤　　草果四两　　神粬八两　　槟榔一斤
　　　　 枳实一斤
制法： 研末。
主治： 消化不良，停食反胃，胸腹胀满，大便微结。
用量： 每服二钱半，幼童减半。
服法： 用开水服。
禁忌： 泄泻及胃酸不足忌服。

柏子养心丸

处方： 柏子仁四两　　茯苓三两　　枣仁四两　　生地四两　　当归四两
　　　　 五味一两六钱　朱砂四两　　甘草二两　　口芪四两　　党参四两
制法： 炼蜜为丸，朱砂为衣。
主治： 心血亏损，精神恍惚，睡眠不宁，津液不足。
用量： 每服一丸，幼童减半。

服法： 用开水早晚各服一次。
禁忌： 感冒风寒忌服。

方名索引

二画

十全大补丸 ·················· 3
人参养荣丸 ·················· 5
八珍丸 ······················ 5
十珍香附丸 ················· 15
八宝眼药 ··················· 20
丁沉透膈丸 ················· 23
人参败毒散 ················· 33
二母丸 ····················· 37
七厘散 ····················· 47

三画

女金丹 ····················· 14
久泻丸 ····················· 22
山楂丸 ····················· 24
万应神粬 ··················· 35
上清丸 ····················· 36

四画

六味地黄丸 ·················· 6

开胃健脾丸 ················· 11
风火眼痛散 ················· 19
乌梅丸 ····················· 21
五苓散 ····················· 22
五香散 ····················· 23
木香顺气丸 ················· 24
牛黄清心丸 ················· 26
天麻丸 ····················· 27
双解丸 ····················· 32
六神粬 ····················· 35
五积散 ····················· 40

五画

归脾养心丸 ·················· 4
归芍地黄丸 ·················· 8
归芍理中丸 ················· 14
白带散 ····················· 16
玉红膏 ····················· 46
玉真散 ····················· 46

六画

百解散…………………………… 31
防风通圣丸……………………… 32
冰硼散…………………………… 43

七画

补中益气丸……………………… 4
还少丹…………………………… 5
补心丹…………………………… 9
附桂理中丸……………………… 12
杞菊地黄丸……………………… 19
吹喉散…………………………… 42

八画

参茸卫生丸……………………… 2
金匮肾气丸……………………… 7
金锁玉关丸……………………… 8
鱼鳔种子丸……………………… 8
参苓白术散……………………… 12
参苏理肺丸……………………… 17
虎骨酒…………………………… 28
苦参扫疥丸……………………… 38

九画

香砂六君子丸…………………… 11
香砂平胃散……………………… 13
香莲丸…………………………… 21
栀子金花丸……………………… 38
复苏散…………………………… 40
柏子养心丸……………………… 48

十画

桂附八味丸……………………… 6
逍遥散…………………………… 15
通关散…………………………… 28
消食苏风丸……………………… 31
益元散…………………………… 34
桑菊银翘散……………………… 39
健脾肥儿丸……………………… 45

十一画

鹿茸丸…………………………… 3
硃衣安神丸……………………… 9
清肺化痰丸……………………… 17
清宁丸…………………………… 36
清火丸…………………………… 37
绿袍散…………………………… 42
清肝化虫散……………………… 44

51

十二画

滋阴降火丸 ················· 7
痧气丸 ··················· 26
黑锡丹 ··················· 27
普济散 ··················· 30
疏风保童丸 ················ 44

十三画

感冒苏风丸 ················ 30
槐角丸 ··················· 38

十四画

磁硃丸 ··················· 20

十五画以上

霜雪定喘丸 ················ 18
藿香散 ··················· 34
礞石丸 ··················· 39
糊　药 ··················· 48

校注后记

《昆明市人民政府卫生局审查合格国药八十一种成药配方目录》（简称《昆明81种成药配方目录》或《昆81方》）是昆明市卫生局组织中医药行业筛选、修纂的成方制剂标准，1954年3月昆明市工商业联合会药商业同业公会印行，分发各药铺实施，起到地方标准的作用。此后，《昆明81种成药配方目录》成药大部分收入《云南省药品标准》（1974年）和《中华人民共和国卫生部药品标准·中药成方制剂》，部分载入《中华人民共和国药典》，成为标准处方和法定处方，生产至今[①]。《昆明81种成药配方目录》是一本极其重要的医药史文献。

一、修纂背景

中华人民共和国成立初，昆明药铺仍沿用旧时缺乏制法、用法等内容的《昆明方目》，使中成药仿单的用法说明等事项混乱。各家药铺自行其是，仿单和药袋的功效五花八门，有的与实际药味不符；有的与适应证不符；有的对功效夸大其词，如生三七粉，声称"跌打损伤，补济之王""男女老幼，百病咸宜"等，紧俏药品更是夸大功效。

1950年5月，西南军政委员会卫生部转发《为拟定成药暂行管理条例请提供意见由》的通知，征求所属各省市卫生处局对《管理成药暂行条例草案》的意见，拟对过去领有许可证的成药登记审查，编缮说明书，报卫生部门备案，方准制造行销。

[①] 杨祝庆：《昆明中成药登审与〈昆明81种成药配方目录〉》修纂，《中华医史杂志》，2017，第4期，第213-221页。

中华人民共和国成立初，昆明出现许多伪劣药品。1950年10月29日，陈朝覲等人在昆明市各界人民代表会议第二次会议上提出议案，议案说："近来因交通不便，药价高涨，本市发现许多伪药。经卫生局破获有案者数起。……正当厂家也受莫大影响，政府亟应加以维护，严格取缔各种伪药制造及贩卖。"（昆明市档案馆，档号：85-1-1628）

1951年底至1952年10月的"五反"运动是昆明开展成药登记和审查的直接原因。"五反"运动是中华人民共和国成立初在私营工商业者中开展的"反行贿、反偷税漏税、反盗骗国家财产、反偷工减料、反盗窃国家经济情报"的斗争。1952年4月12日，云南省卫生厅给昆明市卫生局等单位的指示说："自全国在各大中城市展开五反以来，在新药业、制造药业中，揭穿了不少资本家的违法行为。……我省之制药亦有如此情形，如德伦药厂制造假可待因片"（昆明市档案馆，档号：85-1-1634），希在"五反"运动中，密切注意，发现取缔。

奉上级指示，昆明市卫生局启动成药查验登记。1952年4月21日，昆明市卫生局向市新药业公会、国药业公会和药厂发出通知，要求按照《昆明市药厂制药室之出品临时登记审核规定》，于1952年4月底前逐一填制《昆明市人民政府卫生局成药查验登记申请表》，"详细填明品名、包装、制造原料、制造过程、效用、日产量、月销量、售价、监制药师（人）、何年何月开始出品"（昆明市档案馆，档号：85-1-1634），登记上报。

经过统一备案、补充登记和分店填报几个步骤后，昆明市卫生局中医师吴銮坡组织审查委员会审查。审查委员会由医术精深的中医师、中药行业组织负责人、上级政府卫生主管部门职员和店员工会代表等各方人员组成。中医师戴丽三、吴佩衡、康诚之、陆巨卿等任该会主任委员或委员，药业公会副主席李述尧，委员郑继卿、胡春荣等参与，云南省卫生厅中医科科员张泽仁参与，店员工会委员杨有福（祺昌药号店员）、陈思忠（福寿药号店员）等参加。从技术、经营、医政和群众反映等方面提出意见，集体审查中成药。

审查分初审和复核两次查验。由昆明市卫生局医政科科员、中医师和药业公会人员先审查是否为正在制售的产品；再交审查委员会核实处方是否符合医理药理，是否与适应证相符，尤其是自创经验方。

对成药仿单，采取逐户逐药审核，审核结论和意见填入《审查委员会审查表》备案。登记和审查的中成药包括四类：固有成方（以"昆81方"为主）、家传经验方、新发明的成药和其他（补充登记的成药和药酒）。经审查，颁给药品审查证的中成药合计292种，准予制售，各部分情况如下。

各药铺制售的通用固有成方，如参茸卫生丸、鹿茸丸等81种成药，经登记和审查后，编纂成册，1954年3月定稿，名为《昆明市人民政府卫生局审查合格国药八十一种成药配方目录》。该书收录正方79方，附方2首，共81方。正文分补益门、脾胃门、妇科门、痰嗽门、眼目门、泻痢门、气滞门、风痰门、伤寒门、暑湿门、燥火门、咽喉口齿门、幼科门和疮科门，其性质是"成药统一药方"。"这个统一的成方是经昆明市人民政府卫生局审核同意，现在印制成册，为同业制剂之标准。我业各药房应该按照规格分量配制。"明确修纂目的在于"统一"药方，作为通用的标准。

家传经验方共144种。1954年5月，昆明市人民政府卫生局发给药品审查证。领证药商包括济生堂、庆余堂等59户。大多数药商每户制售经验方1~5种，少数药房制售品种较多，如聂成春药房有8种，石陈氏兴记有8种，石陈氏云记有11种。这些经验方多是世代相用的家传方，如传自1381年"双美号"的小儿化风丹；源于明末"万松草堂"的救急丹；问世于1662—1723年的天津知名医师郑禹臣创制的郑氏女金丹等（昆明市档案馆，档号：85-1-1649）。此外，家传经验方还有1954年8月补行登记的28种。

新发明的成药专案办理。专案办理的有曲焕章药房的百宝丹、翟玉六药房的立止咳嗽丸等19种，暂准制售。专案办理的属于《昆明81种成药配方目录》之外的成药。1953年12月，昆明市人民政府卫生局编制《暂准制售、不准制售和待后研究登记表册》，列出了专案办理的成药（昆明市档案馆，档号：85-1-1649）。

药酒属于《昆明81种成药配方目录》之外的成药，是补行登记中登审的，包括跌打损伤酒、虎骨木瓜酒、追风活血酒等20种暂准制售。昆明市人民政府卫生局陈明说："暂准制售各药商，经我局了解该药商等绝大部分是伤科（中医外科主治跌打、风湿等）业务。所泡药酒除作治疗用外，还向非就诊病人售卖药酒，拟仍发给药品审查证，以便管理。"（昆明市档案馆，档号：85-1-1661）

二、修纂内容

在审查中，对收入《昆明81种成药配方目录》的成药做了修改、统一和压缩。

修改较大的是药名。《昆明方目》和《仁寿堂八十七丸散膏丹》药名多用简称。《昆明81种成药配方目录》修纂时，将这两个配本的药名和处方与医籍核对，遵照"方同名同"的原则，恢复了20余个原名，使用全称。如卫生丸改为"参茸卫生丸"，参茸丸改为"鹿茸丸"，十全丸改为"十全大补丸"等。处方有别者，则另立新名。如归芍地黄丸、补心丹、开胃健脾丸等[①]。

统一主要是统一制作和使用。《昆明81种成药配方目录》在《昆明方目》的基础上，每个成方都增补制法、主治、用量、服法和禁忌，部分成方还增补效能。针对各药铺五花八门的仿单，卫生局彻底修正了仿单的使用说明文字。"我市中药习用之成药，经成药登审后，基本上已经统一。内中疗效说明方面业经简化，删去夸大宣传部分。"（昆明市档案馆，档号：85-1-1660）

压缩指把原86方压缩为81方。与《昆明方目》相比，《昆明81种成药配方目录》删除了白凤丸、立止咳嗽丸、保肺丸、橘核丸、疝气丸、苏风丸、追风紫霞丹、建中丸和孔圣枕中丹9方。新增归芍理中丸、感冒苏风丸、消食苏风丸和健脾肥儿丸4方。

---

① 杨祝庆：《〈昆81方〉对〈昆明方目〉的继承和发挥》，《云南中医中药杂志》，2017，第7期，第100-101页。

《昆明81种成药配方目录》1954年3月审定,铅字印刷。右侧线装,无板框,高20.5cm、宽14.8cm,竖排,每页15行,每行27字,药名占两行,共60页,约2.5万字。正文前说明1篇(见本书书前插图)。无目录和跋。

三、修纂意义

自1952年4月登审到1954年10月启用新仿单,昆明成药登审历经2年6个月。登审后,各药铺通用的固有成方荟集为《昆明81种成药配方目录》。

《昆明81种成药配方目录》是中华人民共和国成立后,昆明市人民政府卫生局组织中医药行业筛选、修纂的成方制剂标准。经过修改、统一和压缩,《昆明81种成药配方目录》较民国时期的《昆明方目》更规范、准确、科学,规范了成药生产和销售,使政府有了成药查验的依据,便于临床应用和患者选购,为用药安全提供了技术保障。

《昆明81种成药配方目录》是中华人民共和国成立初昆明中药制造业的地方标准,是当代云南药品质量技术标准化的第一项成果。《昆明81种成药配方目录》印行后,规范了成药制售,为我国中成药生产的现代化奠定了基础。

1956年,昆明中药材全行业公私合营,绝大部分药铺的成药并入"公私合营昆明市中药材加工厂"制造。该厂以《昆明81种成药配方目录》为主要生产依据。此后,《昆明81种成药配方目录》成药全部载入《全国中药成药处方集》(1962年),大部分收入《云南省药品标准》(1974年)和《中华人民共和国卫生部药品标准·中药成方制剂》,部分载入《中华人民共和国药典》,成为标准处方和法定处方,生产至今。

四、版本考证

《昆明81种成药配方目录》业内常称《昆81方》。"昆81方"之名见于《云南省地产中成药厂、销价格调整意见表》[云南省化工局,云南省商业局:《关于平衡地产中成药厂、销价格的通知》,出自《省市局关于物价管理工作意见及对商品产销价格的报告、批复、通知》(1975.1—

1975.12），昆明市档案馆，档号：56-5-162］。《昆81方》又称"81种成药配方""81种成方"或"81方"。

　　《昆明81种成药配方目录》全文收载于1995年《云南省志·医药志》编纂委员会编撰的《云南省志·卷七十·医药志》之中，该书称为"81种成药配方"。

　　2013年5月，在抢救性记录非物质文化遗产传承人技艺时，昆中药公司首任厂长赵子信说：《昆81方》是镇厂之宝，是生产的依据。

　　2016年11月9日，老药工周仲华把收藏多年的《昆明市人民政府卫生局审查合格国药八十一种成药配方目录》原件1册，捐赠给昆中药公司。封面署"1954年3月""昆明市工商业联合会药商业同业公会印行"。经鉴定，该本即是《昆明81种成药配方目录》原本，现藏昆中药公司综合档案室。

　　本次整理以昆中药公司综合档案室藏本为底本，以《全国中药成药处方集》和《云南省志·卷七十·医药志》为校本，参照其他史料，作为理校。